AF340793

LA COQUELUCHE

ET

SON TRAITEMENT PAR L'AÉROTHÉRAPIE

PAR

Le Dʳ E. GOVIN

Ex-Moniteur à la clinique Tarnier, Membre de la Société d'obstétrique
de Paris, Membre de la Société obstétricale de France.

——————— :◦⟨⟩ ❖ ⟨⟩◦: ———————

CLERMONT (OISE)

IMPRIMERIE DAIX FRÈRES

3, PLACE SAINT-ANDRÉ, 3

—

1900

LA COQUELUCHE

ET

SON TRAITEMENT PAR L'AÉROTHÉRAPIE

PAR

Le Dr E. GOVIN

Ex-Moniteur à la clinique Tarnier, Membre de la Société d'obstétrique
de Paris, Membre de la Société obstétricale de France.

La coqueluche est actuellement considérée comme une maladie
infectieuse de nature bacillaire, endémique, épidémique et con-
tagieuse. Elle est caractérisée par un catarrhe léger des voies
respiratoires, par des accès de toux quinteuse, suffocante, spas-
modique, suivis d'une inspiration violente, « *Chant du Coq* » et
provoquant le rejet de mucosités glaireuses, semblables à du
blanc d'œuf cru.

Bien qu'aucun âge ne soit à l'abri de la coqueluche, elle est
surtout fréquente chez les enfants de 2 à 6 ans. Le tableau symptomatique de la coqueluche offre une certaine fixité et des caractères assez tranchés pour permettre de distinguer cette maladie
de toutes les autres. Pourtant, le diagnostic de la coqueluche
présente quelquefois de réelles difficultés, et aujourd'hui encore,
il n'est pas rare de voir dans les hôpitaux, des coquelucheux
reçus, par erreur, dans les salles communes. Il est presque im-
possible, en effet, avant la période des quintes, d'affirmer l'existence de cette affection.

L'opiniâtreté de la toux n'est pas un caractère constant et, la
période catarrhale prémonitoire, quoi qu'en dise Trousseau, n'offre
rien d'absolument caractéristique. Cependant, quand on réfléchit
combien la coqueluche fatigue les enfants, même quand elle est
bénigne et d'une durée moyenne : quand on songe que la maladie se transmet d'enfant malade à enfant sain, par contage direct
ou indirect, on comprend immédiatement combien il serait important de savoir tout de suite si l'enfant que l'on vous amène a
oui ou non la coqueluche ; car bien souvent le tousseur a un petit
frère ou une petite sœur qui est encore au sein, et le public, comme
le Médecin, n'ignore pas que la coqueluche est d'une gravité par-
ticulière chez les tout jeunes enfants. De là cette anxieuse insis-
tance des mères auprès du médecin pour avoir une réponse pré-
cise dès que les enfants sont pris d'une toux violente qui, au lieu
d'aller en décroissant, devient de plus en plus fréquente : « Est-

ce un simple rhume, est-ce la coqueluche ? Répondez, Docteur. »

Malheureusement, à cette première période il n'est pas toujours facile de répondre catégoriquement à cette question, et, pour établir un diagnostic différentiel, il faut tenir compte de plusieurs signes.

D'abord c'est une toux sèche, courte, intermittente, saccadée, nocturne, accompagnée d'une sensation de titillation gutturale insupportable, ne présentant pas de signes stéthoscopiques en rapport avec sa violence. On peut rapprocher cette toux de la toux férine ; mais, en général, elle est moins sonore et ne s'accompagne pas, comme dans la rougeole, d'éternuements, de coryza, de larmoiements. Il faut aussi s'entourer de tous les renseignements relatifs au genre de vie de l'enfant, aux cas de coqueluche qui pourraient exister dans son entourage, à l'école, dans le quartier, dans la famille. On sait, en effet, que la notion de contagion permit un jour à Trousseau d'éviter une erreur : Une demoiselle soumise à son examen présentait une fièvre véhémente, une toux incessante, ne lui laissant de trêve ni jour ni nuit, et quelques râles ronflants dans la poitrine ; on pouvait songer à une phtisie aiguë, mais quand il sut que la jeune personne avait été voir son frère atteint de coqueluche, le Maître n'hésita pas à affirmer ce diagnostic.

Quoique l'appétit soit conservé, la langue est presque constamment saburrale et le mouvement fébrile est en général plus accentué, plus persistant que dans le rhume simple.

Noël Guéneau de Mussy a insisté sur la valeur d'une sorte d'énanthème muqueux, d'aspect rouge chagriné ou granuleux, siégeant sur la luette, la partie interne des piliers antérieurs du voile du palais, l'isthme du gosier et le pharynx.

Cet érythème est facile à distinguer de la rougeur ardente de la scarlatine, du pointillé de la rougeole, de l'aspect vernissé de l'érysipèle du pharynx, de la rougeur saumonée de la muqueuse buccale et de la voûte palatine signalée au début des oreillons.

Enfin aux symptômes précédents, il convient d'ajouter les plaintes poussées pendant le sommeil, une sorte de gémissement qui accuse le malaise inspiratoire. Guéneau de Mussy rattache ce dernier symptôme à l'adénopathie trachéo-bronchique due à l'engorgement des ganglions qu'il a toujours rencontré à des degrés divers et auquel il fait jouer le principal rôle dans la pathogénie de la toux convulsive.

La durée moyenne de la première période de la coqueluche est de huit à quinze jours. Alors apparaît le phénomène dominant de la seconde période, la quinte convulsive considérée comme signe essentiel et caractéristique de la maladie. Toutefois, il ne faut pas oublier que semblable toux quinteuse peut se rencontrer dans d'autres affections thoraciques s'accompagnant d'adénopathie trachéo-bronchique : notamment dans la tuberculose pulmonaire, dans certains anévrysmes de l'aorte, dans les tumeurs du médiastin, etc.

Nul n'a égalé Trousseau dans la description de la quinte et le saisissant tableau qu'il en a laissé, grâce aux merveilleuses ressources de son style inimitable, est dans toutes les mémoires. Sifflement inspiratoire succedant aux secousses expiratoires, rejet d'un liquide glaireux et filant, tel est en somme la véritable caractéristique de la quinte de coqueluche. Nous ne parlerons pas ici des variétés d'accès, des causes qui les font naître, de leur nombre, de leur terminaison et nous arriverons de suite au point qui est d'un réel intérêt pratique :

Les complications de la Coqueluche. — Par elle-même la coqueluche n'est pas grave, mais trop souvent, hélas ! elle le devient par ses complications dont plusieurs peuvent devenir des causes de mort ; car on meurt de la coqueluche, assez rarement sans doute pour ne pas trop assombrir les statistiques, mais assez souvent pourtant pour imposer au praticien le devoir de se montrer réservé dans son pronostic.

A quoi sont dues ces complications ? à des infections secondaires, à des troubles nerveux, à des troubles de nutrition, à des conséquences mécaniques de la toux.

Assurément la pneumonie lobulaire, la bronchite capillaire, la congestion pulmonaire sont les causes les plus fréquentes de la mort dans la coqueluche, et, on sait aujourd'hui que ces phlegmasies sont attribuables aux pneumocoques, aux streptocoques, aux staphylocoques dorés, microbes pathogènes qui proviennent de la bouche ou de l'air et qui viennent infecter les voies respiratoires.

Mais, outre ces complications aiguës, il faut encore redouter le développement à échéance plus lointaine de la tuberculose pulmonaire. La rougeole et la coqueluche, disait Willis, voilà les deux *Vestibula tabis.*

C'est aux complications de l'élément nerveux que sont imputables les cas de mort subite.

Ducastel, en 1872, dans sa thèse inaugurale, a cité plusieurs exemples de morts rapides après des accès de coqueluche, et nous-mêmes récemment avons pu personnellement en observer un cas en ville.

M. Ducastel attribue ces cas de mort, les uns à un arrêt du cœur, les autres à un état comateux symptomatique d'une hémorrhagie méningée, ou à un véritable spasme de la glotte avec tétanos des muscles expirateurs.

Huchard dit avoir constaté par la percussion l'augmentation du volume du cœur pendant et après les accès de toux.

Aux complications de l'élément mécanique ressortissent les vomissements incoercibles qui succèdent à chaque quinte et viennent mettre obstacle à l'alimentation. Si les quintes deviennent très fréquentes, elles peuvent entraver la nutrition et amener la cachexie par inanition avec toutes ses conséquences : Entérite, diarrhée, etc.

D'après Rilliet et Barthez, l'emphysème intra-lobulaire serait très rare. Roger, cependant, a cité un cas où la mort a été la conséquence d'un emphysème interlobulaire, puis sous-cutané généralisé. Il en est de même du pneumo-thorax qui a été vu cependant.

Pour être complet, il nous faudrait parler encore de la dilatation des bronches, de la rupture du tympan, des hernies, des ulcérations sub-linguales, etc. Nous ne pousserons pourtant point plus avant cette étude, ayant eu simplement pour but de signaler et d'étudier les complications qui peuvent mettre la vie en danger. Un simple mot maintenant sur le pronostic.

Envisagé d'une façon générale, il est bénin d'ordinaire ; mais il devient grave lorsque le nombre des quintes dépasse quarante et fatal au delà de soixante. Il ne faut pas oublier non plus que l'existence des complications que nous avons citées ; l'âge (avant six mois l'enfant est bien compromis) ; enfin l'état antérieur (rougeole, scrofule, tuberculose à laquelle la coqueluche viendra donner un coup de fouet) sont autant de causes qui viennent assombrir le pronostic.

L'arsenal thérapeutique fournit au praticien un choix très riche et très varié d'armes destinées à combattre le catarrhe et le spasme, à donner du repos au malade, à atténuer la violence et la fréquence de ses quintes, à prévenir enfin les complications.

Pétrole, quinine, essence de térébenthine, acide sulfureux, antipyrine, sulfhydral, café torréfié, atropine, belladone, valériane, bromure, choral, chloroforme, éther, bromoforme, oxymel scillitique, etc., sont autant de moyens qui répondent à des indications différentes.

Mais le médecin sait, par expérience, combien ces armes sont infidèles et combien elles s'émoussent vite lorsqu'elles réussissent.

De là son embarras quand il est appelé en clientèle à instituer le traitement de la coqueluche. Que faire ? qu'ordonner pour parer aux complications et ramener le plus vite possible à la santé définitive l'enfant que cette maladie ébranle si souvent d'une façon sérieuse.

Détruire directement le bacille pathogène à l'aide d'une antitoxine souveraine d'un vaccin spécifique, d'un sérum incomparable serait l'idéal mais, hélas ! ce spécifique reste encore à trouver comme le bacille lui-même. Sans doute il y a longtemps déjà que l'on soupçonne la nature parasitaire de cette maladie ; mais malgré l'intérêt qui s'attache aux travaux de Poulet, de Letzerich, d'Hallier, de Burger, d'Afanasssiew, de Wendt, de Deichler, on ne tient pas le microbe, on ignore en quel point des voies respiratoires il siège, on ne sait pas comment il agit pour provoquer la toux convulsive.

Or, quand on est incertain de la pathogénie d'une maladie, on manque de bases solides pour instituer et faire exécuter énergiquement le traitement.

Nous avouons donc sincèrement que, dans la connaissance de la nature de cette maladie, nous ne sommes guère jusqu'ici beaucoup plus avancés qu'autrefois et que nous ne possédons aucun moyen infaillible d'en abréger notablement la durée ! Aussi le public se croit-il, plus que jamais, le droit d'essayer à tort et à travers tous les remèdes secrets ou connus signalés à la quatrième page des journaux, dans la loge de la concierge comme au five-o'clock tea de Madame une telle.

Parmi tous ces remèdes il y en a d'inoffensifs ; mais quelques-uns ne le sont pas, et, Legendre a rapporté le cas d'un enfant qui faillit être empoisonné par une dose excessive de chanvre indien contenu dans une spécialité en vogue.

Si la bactériologie n'a pas encore dit son dernier mot sur la nature même du bacille, la découverte du micro-organisme a eu cependant pour conséquence immédiate la recherche active et fiévreuse du remède radical qui jusqu'ici malheureusement a été un mort-né (*Sérum de Kélaïdites*).

Les moyens thérapeutiques connus à notre époque sont entièrement impuissants contre la coqueluche et son évolution.

Toutes les panacées plus ou moins vantées, plus ou moins fameuses ont passé comme un brillant météore qui n'a laissé après lui que la nuit et l'amertume de la déception.

Voilà ce que démontre l'expérience de chaque jour.

Mais alors, que nous reste-t-il ? et désormais quel traitement de la coqueluche instituer et mettre en vigueur ?

Etant donné actuellement les doctrines pasteuriennes, les efforts des thérapeutes doivent tous converger vers le même but : *Combattre le bacille pathogène, par une thérapeutique rationnelle qui atténue sa virulence et l'anéantisse peu à peu.* Livrer assaut à l'ennemi et le déloger le plus promptement possible des positions qu'il occupe, telle doit être la tactique adoptée contre la coqueluche. La guerre au microbe par l'action de présence directe des agents bactéricides les plus éprouvés, autrement dit *asepsie* et *antisepsie* locale des voies respiratoires, tel est en deux mots le traitement rationnel et idéal de la coqueluche, car : *sublatâ causâ tollitur effectus.*

Dans l'espèce, ces deux moyens si puissants sont ils pratiquement possibles ? Oui, puisque nous avons un agent capable de réaliser ces deux états curateurs, l'*asepsie* et l'*antisepsie* des voies respiratoires.

Cet agent, c'est l'*air chimiquement pur et ozonisé.*

L'air chimiquement pur, dit Cochy de Moncan, dans sa thèse sur l'aérothérapie, « *est un parfait aseptique. Il peut être quelque-chose de plus, c'est-à dire un antiseptique très précieux, s'il renferme des éléments dont le pouvoir oxydant et microbicide est aujourd'hui démontré, nous voulons parler de l'ozone, état allotropique de l'oxygène, et, des essences résineuses balsamiques et aromatiques que la flore de certains pays répand dans l'atmosphère.* »

Or au moyen des ingénieux appareils construits, il y a plusieurs années déjà, par notre regretté et très distingué confrère H. Huguet (de Vars), il nous est possible et nous pouvons actuellement introduire directement dans les voies respiratoires cet agent curateur, *cet air chimiquement pur ozonisé* et chargé, suivant les cas, de substances balsamiques et médicamenteuses.

La médication directe et locale est donc possible, et c'est à elle présentement que doivent s'adresser les médecins jusqu'au jour où le spécifique tant recherché viendra rendre les services qu'on est en droit d'attendre de lui.

Pour notre part, nous avons déjà mis plusieurs fois à contribution ce traitement de l'aérothérapie dans la coqueluche, et les bienfaits curatifs que nous en avons retirés ont été tellement surprenants, que nous croyons rendre quelque service aux praticiens en leur rapportant brièvement les résultats de nos expériences.

Ces expériences ont été faites à l'Etablissement aérothérapique de la rue de Londres, 27, où nous avions pu, grâce à l'extrême obligeance de Messieurs Huguet fils, disposer des ingénieux appareils construits par leur regretté Père.

Neuf coquelucheux ont été soumis au traitement. Les séances ont été d'une heure par jour et chaque fois ils ont respiré de l'*air pur ozonisé chargé d'acide phénique, d'Eucalyptus et de Benjoin.*

Voici leurs observations :

Mlle M. C.,âgée de 5 ans, a été opérée en avril 1898 pour des végétations adénoïdes (excision des amygdales).

Cette enfant a la coqueluche depuis 2 mois.

Une bronchite légère a précédé cette coqueluche.

Pendant le premier mois, elle a une moyenne de 12 à 15 quintes par jour avec vomissements alimentaires et saignements de nez abondants. A la cinquième semaine, rémission des phénomènes coquelucheux ; mais à la sixième, reprise des quintes avec fréquence et violence.

Depuis 8 jours les vomissements alimentaires et les saignements de nez sont devenus inquiétants, et un amaigrissement rapide se produisant chez l'enfant, je fus demandé en consultation le 9 mai 1899 ; constatant, d'une part, le mauvais état général de l'enfant, et voyant que le traitement prescrit jusqu'ici (Bromure, antipyrine, codéine, bromoforme) n'a donné aucun résultat favorable, je fis supprimer tout l'arsenal pharmaceutique et conseillai les *Inhalations d'air pur ozonisé chargé d'acide phénique, d'Eucalyptus et de Benjoin*.

Dès la première séance : Suppression des vomissements alimentaires. La nuit qui suit la troisième inhalation est très bonne ; les quintes n'atteignent plus qu'une moyenne de 8 par jour et l'enfant se réveille ayant faim. Le 20 mai, les quintes sont diminuées à 5 par 24 heures et sont d'une intensité bien moindre ; sommeil excellent. Du 20 au 24, une seule quinte par jour.

A dater du 24, les quintes cessent complètement, l'état général est très bon et l'enfant, complètement guérie après 17 inhalations, cesse le traitement le 29 mai.

Nous avons revu depuis plusieurs fois cette enfant et nous avons été heureux de constater que sa guérison s'était maintenue bien qu'en quittant l'Etablissement elle ait été passer un mois dans un pays où régnait la coqueluche.

M. F. C., âgé de 6 ans et demi, a eu, antérieurement, une laryngite et des végétations adénoïdes. Ces végétations ont été enlevées, comme celles de sa sœur, en avril 1898.Il a la coqueluche depuis 2 mois et demi, mais n'a jamais eu plus de 6 à 8 quintes par jour pendant le premier mois. A la cinquième semaine, diminution des phénomènes coquelucheux ; mais à la sixième, reprise des quintes, surtout la nuit,malgré le traitement médical institué. Il commence le traitement par les inhalations le mardi 9 mai.

Dès la première séance, amélioration se traduisant par la diminution des quintes pendant la nuit. Le 18 mai, l'enfant n'a plus de quintes ; le sommeil est complet la nuit, l'appétit régulier, le facies rosé. Il cesse tout traitement le samedi 29 mai et part complètement guéri après onze inhalations.

La guérison s'est maintenue,bien que l'enfant fût placé dans les mêmes conditions que sa sœur au milieu d'un pays infecté par la coqueluche.

Mlle G. R., âgée de 5 ans et demi, nous consulte le 11 janvier 1899.

Depuis le 3 janvier elle présente tous les caractères symptomatiques de la coqueluche. Les quintes atteignent une moyenne de 30 en 24 heures. Elle commence le traitement le 11 janvier et respire pendant une heure de l'air ozonisé chargé d'acide phénique, d'Eucalyptus et de Benjoin.

Dans la journée suivante elle n'a que 10 quintes.

Le 13 et le 17 : 7 quintes.

Le 15 et le 16, il n'y a que 6 quintes.

Le 17, on n'en observe que 5.

Du 17 au 23 janvier, les quintes se maintiennent à 4 en 24 heures.

Le 25, il n'y a plus eu de quintes, la malade cesse le traitement.

La malade est revue le 26 février, c'est-à-dire un mois après, son état général est bon ; l'enfant n'a plus toussé.

Le jeune L., âgé de 6 ans, tousse depuis le 11 juin 1899, et le 15 juin la toux caractéristique de la coqueluche avec reprises pénibles commence à apparaître. Les nuits sont mauvaises, l'enfant est réveillé par des quintes nombreuses, cinq par nuit, de 10 heures du soir à 6 heures du matin. Une quarantaine de quintes par jour et 3 à 4 vomissements. Le petit malade est très fatigué.

Le 15 juin, le malade commence à l'Etablissement les inhalations d'air pur ozonisé chargé d'acide phénique, d'Eucalyptus et de Benjoin, et dès la première inhalation la nuit est meilleure. Le nombre des quintes a diminué.

Le 20 juin, outre les inhalations, nous conseillons l'emploi d'un vomitif à l'Ipéca. A partir de ce moment, une amélioration, chaque jour plus accentuée, se produit, et le 1er juillet il n'y a plus que cinq quintes par jour, et les vomissements ont complètement cessé.

Le petit malade continue ses inhalations jusqu'au 7 juillet. Il quitte alors l'Etablissement, ne toussant qu'à peine et sans quintes.

Mlle S , 11 ans, très délicate, sujette à de fréquents rhumes, contracte la coqueluche avec 30 quintes par 24 heures. Le sommeil était supprimé et l'alimentation très difficile.

Dès la première inhalation, les quintes ne se présentèrent plus que 15 fois dans les 24 heures.

Après la troisième séance, il n'y avait plus que 3 quintes en 24 heures, et après la dixième, une seule quinte par jour.

Après 20 inhalations, la petite malade était complètement guérie, ne toussait plus et put faire sa première communion, qu'on avait craint d'être obligé d'ajourner.

Le frère de la précédente, atteint également de coqueluche, ne fit que quelques inhalations ; ses quintes diminuèrent aussitôt de fréquence et d'intensité : après cinq séances, il ne toussait plus qu'une fois en 24 heures.

Monsieur G., homme de 18 ans, est atteint de coqueluche depuis 4 mois. Malgré les traitements les mieux institués, il a encore, au moment où nous le voyons, 10 quintes par jour, dont 4 ou 5 le matin.

Il commence son traitement le 24 mai ; à partir de la troisième inhalation, la toux du matin a disparu, les quintes ne se présentent plus que 4 fois en 24 heures. Après la dixième inhalation, il fut considéré comme guéri. Depuis, sa guérison s'est bien maintenue, et la toux a complètement cessé.

Enfants C. — Le plus âgé, né en 1890, est sujet à des toux fréquentes: il a eu une pneumonie double en 1893 et une autre en 1894, et, depuis ce temps, il a continué à tousser.

Aujourd'hui 8 juillet, il a des quintes avérées de coqueluche, qui ont débuté il y a 8 jours. Les quintes sont au nombre de 10 à 12 par jour;

déjà on remarque l'ulcération caractéristique du frein de la langue. Après la cinquième inhalation, l'enfant ne présente plus qu'une quinte en 24 heures ; après onze inhalations, le petit malade, parfaitement guéri, part à la campagne. L'ulcération du frein de la langue a disparu.

Le plus jeune, né en 1893, tousse depuis 8 jours, il a des quintes caractérisées depuis 4 jours, au nombre de 30 à 35 par jour. L'ulcération du frein de la langue est très prononcée. Il est abattu, vomit presque tous les aliments ; il prend sa première inhalation le 8 juillet, à 11 heures. Le lendemain, à la même heure, il n'a eu que 5 quintes et n'a vomi qu'une seule fois ; il a pu dormir un peu. Pendant la seconde inhalation, il est pris d'une quinte peu intense. Les accès se maintiennent au nombre de 3 à 4 jusqu'à la cinquième inhalation.

A la huitième, il n'y en a plus qu'un par jour, et à la onzième la malade ne tousse plus. Il part à la campagne et, comme chez son frère l'ulcération du frein de la langue a complètement disparu.

Dans ces neuf observations ce qui frappe tout d'abord ; c'est *la brusque diminution des quintes dès les premières inhalations, la cessation des vomissements alimentaires et le réveil de l'appétit* ; puis la rapidité avec laquelle on arrive à la guérison définitive. L'*asepsie* et l'*antisepsie locale* ont donc bien dans la coqueluche, comme nous le disions, une action absolument efficace tout à la fois curative et prophylactique.

Au traitement local, on ne doit naturellement pas oublier d'adjoindre le traitement hygiénique, qui comprend en premier lieu l'usage des vêtements chauds ou légers, suivant la saison. De plus le coquelucheux *doit vivre à l'air libre*, à moins de complications broncho-pulmonaires, qu'on évite presque toujours par le traitement aérothérapique. Enfin, chez lui, l'enfant doit habiter une chambre largement aérée et ensoleillée où la température soit constante et douce.

Tels sont, à grands traits, les caractères généraux de la coqueluche et les principales indications de son traitement.

J'espère avoir formulé aussi nettement que possible les symptômes qui doivent guider le médecin dans la recherche du diagnostic, les idées qui doivent le diriger dans la réglementation de la cure. Je serai heureux si j'ai pu convaincre mes lecteurs de la possibilité, malgré l'absence de sérum spécifique, de la guérison rapide de la coqueluche par un traitement local qui se résume en deux mots : *asepsie* et *antisepsie*.

Qu'il me soit permis, en terminant, de remercier Messieurs Huguet fils, de leur complaisance et du soin qu'ils ont apporté à faire suivre exactement à nos petits malades le traitement que nous avions indiqué.

Clermont (Oise). — Imprimerie Daix frères.

ÉTABLISSEMENT MÉDICAL

27, Rue de Londres, Paris (près la Gare Saint-Lazare)

Aérothérapie

INHALATIONS BALSAMIQUES OZONISÉES

INHALATIONS D'AIR PUR OZONISÉ

PULVÉRISATIONS ANTISEPTIQUES OZONISÉES

Enrouements et Laryngites — Bronchite chronique
Asthme — Catarrhes
Emphysème — Oppressions — Étouffements
Grippe et influenza — Toux rebelles

COQUELUCHE

Électrothérapie

BAIN ÉLECTRO-STATIQUE — EFFLUVES

DOUCHES ÉLECTRIQUES — ÉTINCELLES

MASSAGE ÉLECTRIQUE PAR L'ÉLECTRO-MYOMOTEUR

COURANTS FARADIQUES — COURANTS CONTINUS

Anémie — Neurasthénie
Dyspepsie — Diabète
Dilatation de l'Estomac — Obésité
Névralgies — Atonie intestinale
Paralysies — Rhumatismes

Massage — **Maladies nerveuses en général**

TOUS LES JOURS (jours fériés exceptés) de 9 heures à midi et de 1 h. 1/2 à 6 heures

CONSULTATIONS :
Lundi, Mercredi, Samedi, de 3 h. à 5 h.
Le Jeudi matin, de 10 h. à 11 h.
Les autres jours, sur rendez-vous.

Les demandes de rendez-vous doivent être adressées au Directeur de l'Etablissement médical, 27, rue de Londres.

AFFECTIONS GYNÉCOLOGIQUES
Vendredi de 4 h. à 5 h.
Tumeurs utérines — Fibromes — Métrites — Catarrhes utérins — Salpingites —
Métrorrhagies — Déviations — Abaissements — Dysménorrhée

AVIS IMPORTANT : Les personnes désireuses d'obtenir des renseignements complémentaires ou de visiter l'Etablissement médical du Dʳ H. HUGUET, 27, rue de Londres, seront reçues par le Directeur de 9 heures à 11 heures.